67 Ricette per le malattie ai reni:

Risolvi i problemi renali velocemente modificando le abitudini alimentari e dando finalmente al tuo corpo ciò di cui ha bisogno per recuperare

Di

Joe Correa CSN

DIRITTO D'AUTORE

Questa pubblicazione è stata progettata per fornire informazioni accurate e autorevoli per quanto riguarda la materia disciplinata. Viene venduto con la consapevolezza che né l'autore né l'editore si impegnano a fornire consulenza medica. Se è necessario, consultare uno specialista. Questo libro è considerato una guida e non deve essere usato in alcun modo potenzialmente dannoso per la salute. Consultare un medico prima di iniziare questo piano nutrizionale per assicurarsi che sia adatto al caso.

RINGRAZIAMENTI

Questo libro è dedicato ai miei amici e parenti che hanno avuto malattie lievi o gravi e che mi hanno permesso di trovare una soluzione e apportare le modifiche necessarie alle loro vite.

67 Ricette per le malattie ai reni:

Risolvi i problemi renali velocemente modificando le abitudini alimentari e dando finalmente al tuo corpo ciò di cui ha bisogno per recuperare

Di

Joe Correa CSN

CONTENUTI

Diritto d'autore

Ringraziamenti

Cenni sull'autore

Introduzione

67 Ricette per le malattie ai reni: risolvi i problemi renali velocemente modificando le abitudini alimentari e dando finalmente al tuo corpo ciò di cui ha bisogno per recuperare

Altri titoli dell'autore

CENNI SULL'AUTORE

Dopo anni di ricerca, credo onestamente negli effetti positivi che una corretta alimentazione può avere su tutto il corpo e sulla mente. La mia conoscenza ed esperienza mi hanno aiutato a vivere in modo più sano nel corso degli anni e ho condiviso questo metodo con la famiglia e gli amici. Quanto più si sa di mangiare e bere sano, tanto prima si vorranno cambiare gli stili di vita e le abitudini alimentari.

La nutrizione è una parte fondamentale nel processo di mantenersi in buona salute e vivere più a lungo, quindi meglio iniziare da subito. Il primo passo è il più importante e il più significativo.

INTRODUZIONE

67 Ricette per le malattie ai reni: risolvi i problemi renali velocemente modificando le abitudini alimentari e dando finalmente al tuo corpo ciò di cui ha bisogno per recuperare

Di Joe Correa CSN

Le malattie renali non ti danno preavvisi. Non ti consentono di accorgertene finché non diventano croniche. Ecco perché sono ben note come malattie silenziose. Ogni anno milioni di persone muoiono prematuramente a causa di complicazioni legate alle malattie renali. La prevenzione è il modo migliore per proteggersi.

Dato che siamo ciò che mangiamo, ho preparato queste ricette del tutto naturali per prevenire le malattie renali. Qui sarai in grado di trovare le ricette per una dieta sana e completa che comprende: prima colazione, pranzo e cena.

Non ci sono scuse, quando si tratta di curare il tuo corpo riportandolo in salute. Questo è l'inizio di un viaggio verso una vita migliore con cibi nutrienti, e allo stesso tempo deliziosi.

67 RICETTE PER LE MALATTIE AI RENI: RISOLVI I PROBLEMI RENALI VELOCEMENTE MODIFICANDO LE ABITUDINI ALIMENTARI E DANDO FINALMENTE AL TUO CORPO CIÒ DI CUI HA BISOGNO PER RECUPERARE

COLAZIONE

La chiave per una vita sana è quella di controllare ciò che si mangia. Fai attenzione a ciò che è bene e male per il tuo organismo. Nella sezione colazione troverai tante ricette che includono come componenti principali il latte senza lattosio e suoi derivati; avena e cereali; frutta come mele, pesche, pere e frutta secca come mandorle, arachidi e noci. Ognuna di queste categorie ha il proprio impatto sulla prevenzione o sul trattamento di malattie renali ma è importante a modo suo grazie alla bassa quantità di potassio contenuta. Il potassio può destabilizzare il tuo organismo e creare l'ambiente ideale per sviluppare malattie, se in quantità elevate, ed è per questo che la maggior parte dei medici suggerisce di ridurlo o anche di eliminarne il consumo, anche per il trattamento di malattie come queste. Frutta e frutta secca sono ricche di fosforo. Inoltre, l'avena ti donerà proteine e l'energia necessarie per affrontare ogni giorno le sfide della vita, e sono un'altra grande fonte di fibra. Ricorda che lo zucchero deve essere eliminato dalla tua dieta.

1. Yogurt con avena, mele e miele, succo d'arancia

Ingredienti:

- 125 g di yogurt naturale

- 1 cucchiaio di avena istantanea

- 2 cucchiai di miele

- 1 mela

- 2 arance

Preparazione: Mescolare uno yogurt naturale (125 g) con un cucchiaio di avena istantanea, due (2) cucchiaini di miele e una mela tagliata a quadratini. Prima di consumare, preparare un succo d'arancia fresco.

Valori nutrizionali: Energia 317 kcal, proteine 14,7 g, grassi totali 2,6 g, colesterolo 2,7 mg, carboidrati 62 g, fibra 116 mg e 7.7 g di sodio.

2.   Latte con la vaniglia, pane con avocado e mele

Ingredienti:

- 1 bicchiere di latte senza lattosio

- Essenza di vaniglia

- 2 fette di pane bianco

- 1/2 avocado

- 1 mela

Preparazione: In un bicchiere di latte inserire qualche goccia di essenza di vaniglia, nelle due (2) fette di pane bianco inserire mezzo avocado e una mela a fette.

Valori nutrizionali: Energia 363 kcal, proteine 10,4 g, grassi totali 12,2 g, colesterolo 17,2 mg, carboidrati 47,2 g, 7,8 g di sodio e 307,6 mg di fibre.

3.   Latte senza lattosio con il caffè, pane integrale con formaggio e pera

Ingredienti:

- 1 tazza di latte senza lattosio

- 2 cucchiai di caffè

- 2 fette di pane integrale

- 2 fette di formaggio

- 1 pera

Preparazione: una tazza di latte senza lattosio con il caffè, due fette di pane integrale con formaggio e una pera.

Valori nutrizionali: Energia 254 kcal, proteine 15,4 g, grassi totali 4,2 g, colesterolo 5,6 mg, carboidrati 39,7 g, 6,5 g di fibre e sodio 486 mg.

4. Pesca e succo di papaya, yogurt con mela e avena

Ingredienti:

- 1/2 tazza di pesca

- 1/2 tazza di papaya

- 1/2 tazza di acqua

- 125 g di yogurt senza lattosio

- 3 cucchiai di avena istantanea

- 1 mela

Preparazione: In frullatore, mescolare mezza tazza di pesca e papaia con mezzo bicchiere di acqua. Mescolare lo yogurt senza lattosio (125 g) con tre cucchiai di avena istantanea e una mela a datterini.

Valori nutrizionali: Energia 255 kcal, proteine 14,9 g, grassi totali 2.2 g, colesterolo 2,8 mg, carboidrati 37,9 g, 4,1 g di fibre e sodio 12.3 mg.

5. Latte con caffè, macedonia e frutta secca

Ingredienti:

- 1 bicchiere di latte senza lattosio

- 2 cucchiai di caffè

- 1/2 arancia

- 1/2 mela

- 5 cucchiai di uvetta

- 5 mandorle

- 2 datteri

Preparazione: Mescolare latte e caffè. Mettere in una ciotola mezza arancia, mezza mela, uvetta, mandorle e datteri.

Valori nutrizionali: Energia 263 kcal, proteine 9,5 g, grassi totali 10,2 g, il colesterolo 16 mg, carboidrati 28,3 g, 3,6 g di fibre e sodio 101 mg.

6.   Tè con il latte senza lattosio, pane integrale e due uova strapazzate

Ingredienti:

- 1/2 tazza di tè

- 1/2 tazza di latte senza lattosio

- 1 fetta di pane integrale

- 2 uova

- Olio d'oliva

Preparazione: Servire una tazza di tè con latte senza lattosio. Una fetta di pane integrale con due uova strapazzate, fritte con olio d'oliva.

Valori nutrizionali: Energia 342 kcal, proteine 21,5 g, grassi totali 8,9 g, colesterolo 215.6 mg, carboidrati 46,1 g, 5,9 g di fibre e sodio 673 mg.

7. Composta di pere, latte senza lattosio e pane integrale con formaggio

Ingredienti:

- 1 kg di pere

- 1 stecca di cannella

- Zucchero, se necessario

- 1 bicchiere di latte senza lattosio

- 2 fette di pane integrale

- 3 fette di formaggio

Preparazione: Sbucciare le pere, tagliarle in sei pezzi e togliere i semi. Cuocere in acqua bollente per 15 minuti con la stecca di cannella all'interno. Se si desidera aggiungere un po' di zucchero e lasciar raffreddare.

Servire un bicchiere di latte senza lattosio, con pane integrale e tre fette di formaggio.

Valori nutrizionali: Energia 429 kcal, proteine 17,3 g, grassi totali 3,7 g, colesterolo 8,1 mg, carboidrati 85,5 g, 8,6 g di fibre e sodio 563 mg.

8.   Latte Porish con pane tostato e formaggio

Ingredienti:

- 3 cucchiai di avena istantanea

- 1 mela

- 1 banana

- 1 arancia

- 1/2 tazza di latte senza lattosio

- 2 fette di pane tostato

- 3 fette di formaggio

Preparazione: Per il latte porish, mescolare tre cucchiai di avena istantanea con una mela a pezzi e una banana in poltiglia. Aggiungere ora il succo di una tazza d'arancia e mezza di latte senza lattosio. Servire questo piatto con pane tostato e formaggio.

Valori nutrizionali: Energia 321 kcal, proteine 7,7 g, grassi totali 2,4 g, colesterolo 0 mg, carboidrati 67,9 g, 8,7 g di fibre e sodio 191,6 mg.

9. Mandarino, latte senza lattosio con caffè, pane tostato con uova strapazzate

Ingredienti:

- 3 mandarini

- 1 tazza di latte senza lattosio

- 2 cucchiai di caffè

- 2 fette di pane tostato

- 2 uova

- Olio d'oliva

Preparazione: Tre mandarini, una tazza di latte senza lattosio con il caffè, due fette di pane tostato con uova strapazzate, fritte in olio d'oliva.

Valori nutrizionali: Energia 344 kcal, proteine 15,9 g, grassi totali 8,2 g, il colesterolo 229 mg, carboidrati 43,2 g, 2,8 g di fibre e sodio 394 mg.

10. Melone, tè con latte senza lattosio, pane tostato con marmellata light

Ingredienti:

- 1 tazza di melone tagliato a pezzi

- 1/2 tazza di latte senza lattosio

- 1/2 tazza di tè

- 2 pane tostato

- 3 fette di formaggio

- 3 cucchiai di marmellata light

Preparazione: Una tazza di melone tagliato in piccoli quadrati, una grande tazza di latte con tè, due fette biscottate con formaggio e poca marmellata.

Valori nutrizionali: Energia 242 kcal, proteine 14,8 g, grasso totale 3,6 g, colesterolo 8,1 mg, carboidrati 38,6 g, 2,9 g di fibre e sodio 357,4 mg.

11. Yogurt con mele e frutta secca

Ingredienti:

- 1 mela

- 125 g di latte senza lattosio

- 5 mandorle

- 5 uvette

- 5 datteri

Preparazione: Sbucciare la mela e tagliarla a quadratini, mescolare con lo yogurt senza lattosio (125 g). Servire con 5 mandorle, uva passa e 5 datteri.

Valori nutrizionali: Energia 264 kcal, proteine 9,5 g di grassi totali, 10,2 g, colesterolo 16 mg, carboidrati 29,1 g, 3,3 g di fibre e sodio 101,2 mg.

12.   Succo di kiwi, yogurt senza lattosio e avena

Ingredienti:

- 3 kiwi

- 1/2 tazza di acqua

- 2 cucchiai di zucchero

- 125 g di yogurt senza lattosio

- 2 cucchiai di avena

Preparazione: Mettere 3 kiwi nel frullatore con mezzo bicchiere d'acqua e un po' di zucchero, se necessario. In un'altra tazza servire lo yogurt con tre cucchiai di avena.

Valori nutrizionali: Energia 297 kcal, proteine 13,4 g, grassi totali 1,7 g, colesterolo 2,7 mg, carboidrati 58,9 g, 7,5 g di fibre e sodio 376 mg.

13.   Prugne, latte con il caffè, pane con avocado

Ingredienti:

*   2 prugne

*   1 tazza di latte senza lattosio

*   2 cucchiai di caffè

*   2 fette di pane bianco

*   1/2 avocado

Preparazione: Due prugne, una tazza di caffè con latte senza lattosio e due fette di pane bianco con avocado tagliato a metà a fettine. Se lo si desidera si può anche schiacciare l'avocado con una forchetta e fare una crema da stendere sul pane.

Valori nutrizionali: Energia 288 kcal, proteine 16 g, grassi totali 3 g, colesterolo 5 mg, carboidrati 52,1 g, 5,6 g di fibre e sodio 502 mg.

14.   Fragola con la menta

Ingredienti:

- 1 tazza di latte senza lattosio

- 2 cucchiai di caffè

- 2 fette di pane integrale

- 2 cucchiai di gelatina a basso contenuto di carboidrati

- 1 tazza di fragole con foglie di menta

Preparazione: Servire il latte con il caffè e versare la gelatina sul pane. Tagliare le fragole e metterle in una ciotola, versare la menta sulla parte superiore.

Valori nutrizionali: Energia 30 kcal, proteine 0 g, 0g totale di grassi, colesterolo 70,3 mg, carboidrati 7 g, fibre 2 g e sodio 1 mg.

PRANZO

Nella sezione PRANZO ho inserito diverse verdure che sono raccomandate per trattare e prevenire le malattie renali. I nostri ingredienti preferiti qui sono il carciofo e i fagioli. La ricerca ha dimostrato che il carciofo può sciogliere l'ammoniaca prodotta dal metabolismo che è tossica per fegato e reni. D'altra parte i fagioli sono altamente raccomandati per prevenire le malattie renali, mentre si devono ridurre durante il trattamento della malattia. L'alta percentuale di proteine nei fagioli aiuta a stabilizzare la pressione sanguigna e a minimizzare il rischio di diabete quando si consumano come parte di una dieta normale. Ho incluso anche piselli, peperoni rossi, cavoli, cavolfiori, aglio, olio d'oliva e le erbette a causa della elevata quantità di fosforo e proteine che forniscono alla nostra dieta quotidiana. Si raccomanda di grigliare la carne ed evitare la frittura. Utilizza l'olio d'oliva al posto del burro. Pulisci per bene la carne ed elimina il grasso intorno ad essa, quando possibile.

15.   Insalata mista (per sei persone)

Ingredienti:

- 1 lattuga tagliata a strisce

- 1/2 tazza di carote tagliate a julienne

- 1 pomodoro tagliato a quadratini

- 1/2 fascio di erba cipollina tagliata

Per condire:

- 1 tazza di ricotta

- 1 tazza di yogurt naturale (125 g)

- 1 fascio di erba cipollina

- Sale e pepe

Vinaigrette:

- 1/4 tazza di olio d'oliva

- 1/4 tazza di aceto balsamico

- Sale e pepe

Preparazione: Per condire miscelare nel frullatore ricotta, yogurt, sale, pepe ed erba cipollina. In una ciotola mescolare tutti gli altri ingredienti dell'insalata, aggiungere la vinaigrette e mescolare. Mettere il condimento sulla parte superiore e decorare con erba cipollina.

Valori nutrizionali: Energia 56 kcal, proteine 1,4 g di grassi totali, 3,3 g, colesterolo 54 mg, carboidrati 6,5 g, 2,1 g di fibre e sodio 134 mg.

16. Polpette di carne ripiene (per 6 persone)

Ingredienti:

- 1/2 kg di carne macinata

- 1/2 cipolla tagliata a quadratini

- Sale e pepe

- 2 ½ tazza di mais

- 2 ½ tazza di piselli

Preparazione:

Con qualche goccia di olio di oliva soffriggere la cipolla in padella, mescolare con la carne macinata, salare e pepare. Formare delle polpette di carne con questa miscela. Con la parte posteriore di un cucchiaio appiattire il centro di ciascuna sfera di carne. Nello spazio che si è creato aggiungere mais, piselli e qualche goccia di olio d'oliva. Mettere le palline di carne ripiene nel forno a fuoco medio per ½ ora.

Valori nutrizionali: Energia 293 kcal, proteine 25,4 g, grassi totali 6,5 g, colesterolo 56,7 mg, carboidrati 33,1 g, 4,9 g di fibre e sodio 277 mg.

17.   Semaforo di gelato (per 6 persone)

Ingredienti:

- 4 banane

- 8 bastoncini di gelato

- 4 palline di melone

- 4 palline di pesca

- 4 palline di anguria

Preparazione: Tagliare le banane a metà. Inserire in ogni metà un bastoncino da gelato. Decorare con la frutta tagliata a metà, mettere il cocomero in alto, la pesca al centro e in basso il melone fingendo di creare un semaforo. Mettere in freezer per 1 ora.

Valori nutrizionali: Energia 102 kcal, proteine 1,2 g, grassi totali 0,4 g, colesterolo 0 mg, carboidrati 17,8 g, sodio 3 mg.

18. Piccole forme di farina di mais (per 6 persone)

Ingredienti:

- 6 tazze di acqua

- 1/2 tazza di sale

- 2 tazze di farina di mais

- 2 cucchiai di olio d'oliva

Salsa:

- 1 tazza di latte senza lattosio

- 1 cucchiaio di olio

- 1 cucchiaio di farina

- 1/2 tazza di salsa di pomodoro

Preparazione: Mettere l'acqua con il sale in una pentola fino ad ebollizione. Ridurre il fuoco e aggiungere la farina di mais sotto forma di pioggia. Mescolare continuamente con un cucchiaio di legno per un minuto. Aggiungere l'olio d'oliva e mescolare. Versare il composto in un piatto da forno già unto di olio. Lisciare la superficie con una spatola bagnata e lasciar raffreddare. Tagliare con un coltello in quadrati di centimetri 2x2. Preparare la besciamella riscaldando il cucchiaio di olio e aggiungere la farina; lasciar cuocere per cinque minuti. Aggiungere alla salsa la tazza bollente di latte e mescolare costantemente in modo che non si attacchi. Poi mescolare con la salsa di pomodoro. Cuocere le forme di farina di mais con la salsa nel forno, assicurarsi di coprire completamente la teglia in modo da non far asciugare il cibo.

Valori nutrizionali: Energia 241 kcal, proteine 7,9 g, grassi totali 5,8 g, colesterolo 6,5 mg, carboidrati 40,7 g, 5,9 g di fibre e sodio 342 mg.

19.   Fagiolini e insalata di pomodori (per 6 persone)

Ingredienti:

*   3 pomodori di medie dimensioni

*   2 tazze di fagiolini

*   Sale

*   2 cucchiai di olio d'oliva

Preparazione: Pelare i pomodori e tagliarli in piccoli quadrati. Sbucciare i fagiolini e tagliarli a julienne, farli bollire in poca acqua e far attenzione a non coprire la pentola in modo che i fagioli non perdano il loro colore. Mescolare e condire con olio e sale.

Valori nutrizionali: Energia 53 kcal, proteine 0,3 g, grassi totali 3,3 g, colesterolo 0 mg, carboidrati 4,6 g, 0,6 g di fibre e sodio 339 mg.

20.   Mix di frutta e yogurt senza lattosio (4 persone)

Ingredienti:

- 1 tazza di melone

- 1 tazza di mix di frutta (pesca, mela e anguria)

- 15 ciliegie

- 1 yogurt

Preparazione: Mescolare in una ciotola il melone, il mix di frutta tagliata a fette, le ciliegie e 1 yogurt (125 g). Servire in piccole tazze da dessert.

Valori nutrizionali: Energia 99 kcal, proteine 4,1 g, grassi totali 0,9 g, colesterolo 0,1 mg, carboidrati 20,6 g, 3,8 g di fibre e sodio 41,1 mg.

21.   Crema di cavolfiore (per 6 persone)

Ingredienti:

- 750 g di cavolfiore

- 1 tazza di cipolla tagliata a quadratini

- 200 g di mandorle

- 800 ml di brodo di pollo

- 3 cucchiai di olio d'oliva

- Sale e pepe

- 2 fili di erba cipollina

Preparazione: Sbucciare le mandorle e tostarle in forno per cinque minuti. Scaldare l'olio in una pentola, aggiungere la cipolla tagliata e farla rosolare, aggiungere il cavolfiore e il brodo di pollo. Far bollire tutto insieme e coprire, per 25 minuti. Mescolare nel frullatore, inserire le mandorle, per ottenere una crema e rimetterla nella pentola. Aggiungere sale e pepe.

Valori nutrizionali: Energia 66 kcal, proteine 2,77 g, grassi totali 3,7 g, colesterolo 18,7 mg, carboidrati 7 g, 2,6 g di fibre e sodio 200 mg.

22. Insalata con avocado (per 6 persone)

Ingredienti:

- 1 lattuga tagliata a strisce

- 1 tazza di pomodori a cubetti

- 1 tazza di avocado tagliato a cubetti

- 1 tazza di cereali cotti di mais

- 3 uova cotte (tuorlo separato dall'albume)

- 2 filetti di pollo cotto tagliati a cubetti o petto di tacchino o una scatoletta di tonno

- 1/4 tazza di vinaigrette di vino

- 1/4 tazza di yogurt naturale

- 1/4 tazza di latte

- Sale

Preparazione: Mescolare nel frullatore vinaigrette, latte, yogurt naturale e sale. Mettere questo condimento su tutti gli ingredienti e servire in un piatto rotondo a strati, per prima la lattuga, poi i pomodori, avocado, mais e pollo. Mettere le uova sulla cima della torre. Per decorare aggiungere il condimento sulla parte superiore. È anche possibile costruire la torre su piatti individuali, se necessario.

Valori nutrizionali: Energia 189 kcal, proteine 18,2 g, grassi totali 9,1 g, colesterolo 70,3 mg, carboidrati 10,4 g, 4,8 g di fibre e sodio 332 mg.

23.   Insalata speziata (per dieci persone)

Ingredienti:

*   2 tazze di pomodori pelati tagliati a cubetti

*   2 tazze di avocado a cubetti

*   2 tazze di mais

*   1/4 di tazza di anelli di cipolla

*   2 cucchiai di prezzemolo

*   2 cucchiai di coriandolo

*   1 cucchiaio di sale

*   2 cucchiai di vinaigrette

*   1 cucchiaio di succo di limone

Condimento:

*   3 cucchiai di vinaigrette

*   9 cucchiai di olio d'oliva

*   1 cucchiaio di prezzemolo

*   1 cucchiaio di senape

Preparazione: Sbucciare i pomodori e tagliarli, aggiungere 1 cucchiaio di sale, 2 cucchiai di vinaigrette e mettere tutto in un colino. Cuocere il grano e aggiungere un cucchiaio di sale. Sbucciare e tagliare l'avocado. In una ciotola di vetro, mettere 1 pomodoro tagliato, uno strato di avocado e cipolla, aggiungere sale. Coprire il tutto con il grano. Quindi riprendere la prima preparazione e versare il condimento sull'insalata, decorare con il prezzemolo tagliato.

Valori nutrizionali: Energia 134 kcal, proteine 2,9 g di grassi totali, 8,6 g, colesterolo 15 mg, carboidrati 15,3 g, 7,3 g di fibre e sodio 216 mg.

24.   Frittata di tonno (per due persone)

Ingredienti:

•   1 scatoletta di tonno senz'olio

•   2 uova

•   Sale e olio

Preparazione: Separare il tuorlo dall'albume e montare quest'ultimo per due minuti. Quindi aggiungere il tuorlo e il sale. Separare il tonno dall'acqua, e quindi mescolare il tonno con le uova. Scaldare la padella con olio d'oliva, quando è caldo versare il composto, distribuirlo uniformemente. Cuocere la frittata per 5 minuti, girare una volta, con l'aiuto di un coperchio e lasciare che l'altra parte cuocia per altri cinque minuti.

Valori nutrizionali: Energia 203 kcal, proteine 24,2 g, grassi totali 9,9 g, colesterolo 233,3 mg, carboidrati 2 g, fibre 0 g sodio 506 mg.

25. Ceviche di salmone, avocado e lattuga (per sei persone)

Ingredienti:

- 3 tazze di salmone tagliato a cubetti

- 1 cipolla tagliata a julienne

- Olio d'oliva

- Aneto essicato

- Erba cipollina

- Peperone rosso o verde

- 1/4 di cucchiaino di zenzero in polvere

- 1/4 di tazza di succo di limone

- 1 cetriolo

- Semi di sesamo

Crema di avocado:

- 2 cucchiai di coriandolo

- 2 avocado

- 1/2 yogurt naturale

- Lattuga

Preparazione: Far bollire l'acqua in una pentola, ridurre il fuoco al minimo e far cuocere il salmone tagliato a cubetti per dieci minuti. Togliere tutta l'acqua. Sbucciare e tagliare la cipolla a julienne. Tagliare il peperone, il seme di sesamo e l'erba cipollina. In una ciotola, mescolare la cipolla con l'olio d'oliva, succo di limone, l'aneto essiccato, zenzero, erba cipollina e salmone cotto. Per la crema di avocado, sbucciare e tagliare l'avocado a cubetti e mescolare con il coriandolo e yogurt. Tagliare il cetriolo a fettine. In una ciotola di metallo inserire metà della miscela al salmone, quindi aggiungere uno strato di cetriolo e un altro strato di salmone. Terminare con uno strato di crema di avocado. Decorare con i semi di sesamo ed erba cipollina. Servire con insalata di lattuga.

Valori nutrizionali: Energia 249 kcal, proteine 23,4 g, grassi totali 13,4 g, colesterolo 52,8 mg, carboidrati 9,9 g, 4,5 g di fibre e sodio 291 mg.

26. Crema di Peperoni (per 6 persone)

Ingredienti:

- 1 ½ kg di peperone rosso

- 1 litro di brodo di pollo

- 2 cucchiaini di curry

- 1 yogurt naturale a basso contenuto di calorie e senza zucchero

- Sale e pepe

- Formaggio grattugiato per decorare

Preparazione: Lavare e pelare il peperone. Cuocere il brodo di pollo con il curry per 30 minuti. Mescolare il tutto nel frullatore. Filtrare e mettere di nuovo tutto nel frullatore. Aggiungere lo yogurt fino ad avere un aspetto cremoso. Aggiungere sale e pepe e servire. Decorare con il formaggio grattugiato.

Valori nutrizionali: Energia 57 kcal, proteine 3,6 g, grassi totali 1.1 gr, colesterolo 19 mg, carboidrati 9,6 gr, fibre 2 g sodio 317 mg.

27. Insalata di lattuga, manzo con fave

Ingredienti:

- 4 filetti di manzo light (spalla o bistecca)

- Sale e origano

- 4 tazze di lattuga

- Prezzemolo

- 4 tazze di fave

- 1 cipolla

Preparazione: Cuocere i filetti di manzo con un minimo di olio d'oliva e condimento. Cuocere le fave e tagliare le cipolle in fettine e friggerle. Mescolare le cipolle e servire i filetti di manzo con le fave e l'insalata di lattuga; prezzemolo per decorare.

Valori nutrizionali: Energia 379 kcal, proteine 30,3 g, grassi totali 10,3 g, colesterolo 0,2 mg, carboidrati 53,1 g, 6,3 g di fibre e sodio 452,4 mg.

28.   Insalata creola (per 8 persone)

Ingredienti:

* 1 lattuga

* 200 g di spinaci

* 2 cucchiai di coriandolo in polvere

* 3/4 tazza di anelli di cipolla

* 4 uova cotte

* 2 avocado

* 1 ½ tazze di pomodoro

Condimento:

* 3 cucchiai di vinaigrette

* 9 cucchiai di olio

* 1 cucchiaio di prezzemolo tagliato

* 1/2 cucchiai di dragoncello secco

* 1 cucchiaio di senape

Preparazione: Lavare la lattuga e gli spinaci, tagliati a mano. In una insalatiera mettere la miscela di lattuga, spinaci e coriandolo. Tagliare l'avocado a striscioline e metterlo in mezzo all'insalatiera. Tagliare le uova in quarti e metterle in fila accanto all'avocado. Pelare i pomodori, togliere i semi e tagliare in piccoli pezzetti. Mettere il pomodoro intorno alle uova. Versare il condimento sulla parte superiore prima di servire.

Valori nutrizionali: Energia 115 kcal, proteine 4g, grassi totali 9.3 g, colesterolo 70,7 mg, carboidrati 5,9 g, 4,6 g di fibre e sodio 113 mg.

29. Pollo con coriandolo e riso con pepe (per 4 persone)

Ingredienti:

- 1/2 chilo di filetto di pollo

- 1 cucchiaio di grani di pepe nero

- 2 cucchiai di zenzero in polvere

- 1 pacco di taglio coriandolo

- 1/2 cipolla tagliata a quadratini

- Scorza di un limone

- 400 ml di latte di cocco

- 4 foglie di limone

- Alcune foglie di basilico

Preparazione: Mescolare lo zenzero con i grani di pepe. Aggiungere i condimenti freschi, coriandolo, limone e cipolla e sgretolarli fino ad ottenere una pasta. Friggere la pasta in una pentola con brodo di pollo, aggiungere il latte di cocco e le foglie di limone, e cuocere a fuoco lento per dieci minuti. In un'altra pentola cuocere il pollo in acqua e sale. Lasciar raffreddare e tagliare il pollo a cubetti di 3 cm, distribuirli in un piatto da portata e condire con la salsa.

Il latte di cocco può essere acquistato o cucinato a casa. Per questo è necessario far bollire 400 ml di latte senza lattosio e un pacchetto di cocco. Spegnere il fuoco. Coprire la pentola e lasciar riposare per 20 minuti e poi filtrare.

Valori nutrizionali: Energia 438 kcal, proteine 22,2 g, grassi totali 11,2 g, colesterolo 36,2 mg, carboidrati 58,1 g, 3,6 g di fibre e sodio 206 mg.

Per il riso con pepe: 2 tazze di riso bianco, 1 spicchio d'aglio, 1 tazza di peperoncino e sale.

Mescolare il pepe nel frullatore. In una pentola, mescolare l'aglio e il riso a fuoco basso; aggiungere la salsa di pepe e 4 tazze di acqua bollente e sale. Cucinare a fuoco basso.

Valori nutrizionali: Energia 165 kcal, proteine 2,8 g di grassi totali, 0,8 g, colesterolo 0 mg, carboidrati 34 g, 0,8 g di fibre e sodio 69,5 mg.

30.   Insalata divertente (per 6 persone)

Ingredienti:

- 1 ½ tazza di cavolfiore

- 1/2 tazza di olive nere

- 1 ½ cucchiai di pepe

- 1/4 di cipolla tagliata a quadratini

- 1/2 cucchiaio di origano

- 2 cucchiai di vinaigrette

- 1/2 bicchiere di olio d'oliva

- 1 goccia di peperoncino piccante

- 2 cucchiai di parmigiano grattugiato

- 5 tazze di lattuga a pezzi

Preparazione: Mettere tutti gli ingredienti in una ciotola da insalata, tranne la lattuga e mescolare. Prima di servire aggiungere la lattuga e mescolare ancora.

Valori nutrizionali: Energia 74 kcal, proteine 1,3 g di grassi totali, 6,9 g, colesterolo 0 mg, carboidrati 3,1 g, 1,4 g di fibre e sodio 246 mg.

31. Corona di carciofi con riso (per 6 persone)

Ingredienti:

*   6 filetti di petto di tacchino cotto

*   1 cipolla tagliata a quadratini

*   1 cucchiaio di olio d'oliva

*   1 tazza di carciofo cotto (5 carciofi)

*   4 uova

*   1 tazza di latte senza lattosio in polvere

*   3/4 tazze di parmigiano grattugiato

*   Sale e pepe

*   1/4 cucchiaio di noce moscata

Preparazione: Preriscaldare il forno a 200° C. Mettere l'olio nello stampo a corona. Coprire l'interno con il tacchino. Lasciare che alcune parti del tacchino stiano al di fuori per coprire la miscela una volta riempito lo stampo. In un altro tegame, soffriggere la cipolla con l'olio fino a doratura e toglierla dal fuoco.

Nel frullatore mescolare il carciofo. Aggiungere le uova una ad una e poi il latte in polvere, formaggio e cipolla. Condire con sale e mescolare ancora. Versare il composto nello stampo e coprire con i lati del tacchino. Mettere lo stampo a bagnomaria e cuocere per 30 minuti o fino a quando un coltello esce pulito. Servire freddo con salsa di yogurt e prezzemolo, o caldo con salsa bianca.

Riso primavera per 8 persone

Ingredienti:

- 2 tazze di riso

-1/2 tazze di mais

-1/2 tazze di piselli

- 1 carota

-1 cucchiaio di sale

Preparazione: Mescolare-friggere il riso, mescolando costantemente, in questo modo non serve l'olio. Quando il grano è un po 'marrone, aggiungere mais, piselli e carote a pezzi, sale e 4 tazze di acqua bollente. Cucinare a fuoco lento per 20 minuti.

Valori nutrizionali (compreso il riso): Energia 342 kcal, proteine 15,9 g, grassi totali 5,6 g, colesterolo 81,9 mg, carboidrati 57,9 g, 9,1 g di fibre e sodio 344 mg.

32.   Insalata di fagiolini, pomodoro, lattuga e avocado (per 4 persone)

Ingredienti:

- 2 tazze di lattuga

- 1 avocado

- 2 pomodori

- 2 tazze di fagiolini cotti

Preparazione: Pelare i pomodori e tagliarli a quadretti, togliere le cime dei fagiolini e tagliarli a julienne, cuocere per 10 minuti in acqua bollente senza coprire e poi lasciar raffreddare. Tagliare la lattuga e l'avocado a cubetti, mescolare tutto insieme e condire a piacere.

Valori nutrizionali: Energia 78,1 kcal, proteine 2,3 g di grassi totali, 4,5 g, colesterolo 0 mg, carboidrati 8,8 g, 4,9 g di fibre e sodio 162 mg.

33.   Tagliatelle con ragù alla bolognese

Ragù alla bolognese: (per 6-8 persone)

Ingredienti:

- 1 cipolla

- 1 carota

- 250 g di carne macinata

- 2 tazze di salsa di pomodoro naturale

- 2 cucchiai di origano secco

- 1/4 di acqua bollente

- Sale e pepe

Preparazione:

Tagliare la cipolla in piazze e friggere in una padella con un cucchiaio di olio d'oliva. Quando la cipolla è morbida aggiungere le carote e soffriggere fino a renderle morbide. Aggiungere la carne e cuocere mescolando ogni tanto. Aggiungere il sale, il pepe e l'origano. Aggiungere la salsa di pomodoro, far bollire e aggiungere acqua bollente in modo da ottenere una salsa succosa. Lessare le tagliatelle e unirle alla salsa.

Valori nutrizionali: Energia 404 kcal, proteine 14,3 g, grassi totali 5,8 g, colesterolo 52,9 mg, carboidrati 72,9 g, 6,1 g di fibre e sodio 236 mg.

34. Insalata di pomodori con cetrioli e cavolo con coriandolo (per 4 persone)

Ingredienti:

- 2 pomodori

- 1 cetriolo

- 2 tazze di cavolo

- Coriandolo

- Limone

- Sale e olio

Preparazione: Lavare e sbucciare il cetriolo, fare lunghi tagli nel senso della lunghezza, togliere i semi con un cucchiaio e poi tagliare a fette. Sbucciare il pomodoro, tagliarlo in quadrati e mescolare con il cetriolo. Tagliare le foglie di cavolo a julienne e mescolarle con il coriandolo. Usare un condimento a piacere.

Valori nutrizionali: Energia 61 kcal, proteine 1,8 g, grassi totali 2,8 g, colesterolo 0 mg, carboidrati 9,1 g, 3 g di fibre e sodio 213 mg.

35.   Stufato di manzo (per 4 persone)

Ingredienti:

- 2 cucchiai di olio d'oliva

- 6 pezzi di carne (cotti)

- 6 pezzi di mais

- 6 pezzi di zucca

- 6 patate piccole

- 1 tazza di cipolla tagliata a quadratini

- 1 carota tagliata a quadratini

- 1/2 peperone rosso tagliato a julienne

- 3 cucchiai di riso

- 1 tazza di piselli

- Acqua sufficiente a coprire i pezzi di carne bovina

- 8 cucchiai di coriandolo in polvere

- Sale e pepe

Preparazione: Scaldare l'olio e soffriggere la cipolla, la carota e il peperone rosso. Quando le verdure sono morbide, rosolare i pezzi di manzo. Aggiungere acqua fino a che non copre i pezzi di manzo (750 ml), condire con sale e pepe. Coprire la parte superiore, abbassare il fuoco e cuocere per 40 minuti, fino a quando la carne è morbida. Aggiungere le patate e il mais, cuochi per altri 20 minuti. 5 minuti prima di terminare la cottura aggiungere i pezzi di zucca, piselli e riso. Aggiungere acqua bollente se necessario e mantenere la pentola coperta. Verificare il livello di sale. Cospargere di coriandolo prima di servire.

Valori nutrizionali: Energia 375 kcal, proteine 28,4 g, grassi totali 6.2 g, colesterolo 68,1 mg, carboidrati 45,5 g, in fibra di 5 g di sodio e 285 mg.

36.   Insalata esotica (per 4 persone)

Ingredienti:

- 200 g di lattuga

- 200 g di foglie di spinaci

- 1 mandarino

- 50 g di mandorle tostate tagliate a fettine

- 1 avocado a fettine

Condimento:

- 3 cucchiai di aceto di mele

- 2 cucchiai di miele

- 1/2 tazze di latte bollito

- 1/4 tazza di olio d'oliva

- Sale e pepe

Preparazione: Mettere gli spinaci e la lattuga in una insalatiera, mescolare e mettere l'avocado in cima, mandarino e mandorle. Preparare il condimento mescolando tutti gli ingredienti nel frullatore. Versare sopra l'insalata prima di servire.

Valori nutrizionali: Energia 94 kcal, proteine 2 g, grassi totali 6,4 g, colesterolo 2,3 mg, 8,9 g di carboidrati, fibre 2,7 g, sodio 225 mg.

37.   Manzo mongolo con riso chaufa (per 4 persone)

Ingredienti:

• 250 g di bistecca di manzo

• 1 cipolla

• 1 tazza di erba cipollina tagliata

• 1 peperone rosso e 1 peperone verde

• 1 peperoncino

• 3/4 tazze di acqua

• Sale e pepe

Preparazione: Tagliare le cipolle a julienne con la parte verde dell'erba cipollina e affettare la parte bianca. Tagliare il peperone a julienne e affettato il peperoncino. Aggiungere tutti gli ingredienti e soffriggere in una padella profonda. Una volta che le verdure sono morbide aggiungere l'acqua e coprire per ottenere la salsa. A parte tagliare la carne in triangoli e grigliarla. Una volta che la carne è pronta condirla con sale, pepe e condimento aggiuntivo a piacere. Servire con entrambe le miscele e aggiungere acqua bollente se necessario.

Chaufa (per 6 persone)

Ingredienti:

- 2 tazze di riso bianco

- 2 uova

- Erba cipollina

- 2 tazze di pollo a cubetti

- Sale

- 1/2 cipolla

Preparazione: Tagliare la cipolla in pezzetti e friggere. Prima di farla diventare marrone aggiungere il riso e soffriggere, poi aggiungere 4 tazze di acqua bollente, sale e cuocere a fuoco basso. Sbattere le uova con una forchetta, cuocerli come una frittata, e non friggere. Quando sono cotte tagliarle a strisce. Grigliare il pollo e tagliarlo. Tagliare l'erba cipollina a fettine. Quando il riso è cotto inserire il tutto in un wok e mescolare ancora.

Valori nutrizionali (tra cui il riso e manzo): Energia 413 kcal, proteine 19,5 g, grassi totali 10,5 g, colesterolo 75,5 mg, carboidrati 58,6 g, 2,8 g di fibre e sodio 330 mg.

38.   Pollo croccante con patate (per 4 persone)

Ingredienti:

- 6 pezzi di pollo

- 40 g di pane grattugiato

- 40 g di mandorle fracassato

- 4 cucchiai di erbe aromatiche

- 1/2 litro di brodo di pollo

- Prezzemolo e timo

- Sale e pepe

Preparazione: Pulire il pollo, togliere il grasso e la pelle, aggiungere sale e pepe. Mettere il pollo in una griglia su una teglia all'interno del forno. Mescolare pangrattato, mandorle ed erbe fini e coprire il pollo. Mettere sul fondo del forno il brodo con le erbette per dare aroma. Cuocere in forno pre-riscaldato a bassa temperatura per 40 minuti.

Purea di patate (per 4 persone)

Ingredienti:

- 6 patate della stessa dimensione

- Sale

- 4 cucchiai di olio d'oliva

- 300 ml di latte senza lattosio

Preparazione: Sbucciare le patate e cuocere in acqua con il sale per 20 minuti, da quando l'acqua inizia a bollire. Poi schiacciare le patate con l'ausilio di una pressa mentre sono calde. Aggiungere l'olio d'oliva e agitare con una frusta elettrica fino a quando le patate sono morbide. Testare il livello di sale e aggiungerne se necessario. Scaldare il composto in una pentola e continuare a mescolare, aggiungere a filo il latte caldo. Servire quando il composto è caldo. Se è necessario riscaldare di nuovo in una pentola, mai nel forno a microonde, mescolare con un cucchiaio di legno e aggiungere il latte caldo, se necessario.

Valori nutrizionali (compreso il pollo e le patate): Energia 348 kcal, proteine 32.8 gr, grassi totali 8,3 g, colesterolo 88,7 mg, carboidrati 36 g, 3,5 g di fibre e sodio 378 mg.

39.   Rotoli freddi di purea di patate (per 6 persone)

Ingredienti:

- 6 patate medie

- 1 tazza di latte senza lattosio

- 1 tazza di tonno

- 1 tazza di piselli

- 100 g di olive nere

- 2 pomodori tagliati a quadratini

- 1 uovo sodo

- Sale

- Peperone tagliato a julienne

- 1 tazza di grano bollito

- Insalata di lattuga e pomodoro per servire

Preparazione: Preparare la purea con le patate, latte e sale. Fare uno strato di 1 cm con la purea su uno straccio liscio e quadrato. Distribuire a strati, piselli e tonno, il peperone, mais e olive. Rotolare con l'aiuto dello straccio bagnato e girare lentamente. Tagliare i bordi e bagnare nuovamente. Decorare con le uova a fette, olive e pepe. Conservare in frigo e servire con lattuga e insalata di pomodori.

Valori nutrizionali: Energia 294 kcal, proteine 13,1 g, grassi totali 8,3 g, colesterolo 39,4 mg, carboidrati 44,2 g, 5,8 g di fibre e sodio 298 mg.

40.   Zuppa di Grongo (per 8 persone)

Ingredienti:

- 2 cipolle

- 1 tazza grande di pomodori

- 1 tazza di latte senza lattosio

- Sale, pepe e alloro

- 1 grongo completo, compresa la testa

- 1 patata a persona

Preparazione: Comprare il pesce pulito e senza pelle con la testa da parte. Soffriggere la cipolla con olio d'oliva. Condire il pesce e metterlo su un piatto dove può essere separato dal consommé. Coprirlo a strati con cipolla, pomodori e pesce e ripetere la preparazione. Aggiungere la testa del pesce per dare gusto. Aggiungere le patate sbucciate e condire con sale e pepe. Cuocere lentamente, senza il coperchio. Estrarre la testa di pesce e prima di servire e aggiungere il latte.

Valori nutrizionali: Energia 343 kcal, proteine 40,8 g, grassi totali 7,6 g, colesterolo 78,5 mg, carboidrati 26,7 g, 2,6 g di fibre e sodio 302 mg.

41.   Insalata Waldorf (per 6 persone)

Ingredienti:

- 4 tazze di sedano

- 3 mele verdi

- 6 datteri

- 4 cucchiai di yogurt naturale senza lattosio

- Succo di mezzo limone

- Sale e pepe

Preparazione: Pulire il sedano e tagliarlo a fettine sottili. Tagliare le mele a forma di dado e versare il succo di limone su di loro. Tagliare i datteri e mescolare il tutto. Aggiungere sale e pepe allo yogurt e unire tutto insieme.

Valori nutrizionali: Energia 99 kcal, proteine 2,2 g, grassi totali 4,2 g, colesterolo 0,2 mg, carboidrati 15,4 g, fibra 3,1 g e sodio 207 mg.

42. Riso con cozze frutti di mare

Ingredienti:

- 4 decine di cozze

- 4 tazze di riso bianco cotto

- 2 cucchiai di cipolla tagliata a quadratini

- 2 peperoni gialli (opzionale)

- 4 cucchiai di coriandolo

- 2 tazze di brodo di cozze

- 1/2 tazza di piselli

- 1/2 tazza di fave

- 1/2 tazza di grano bollito

- Prezzemolo

- Coriandolo

- Olio d'oliva

- Sale e pepe

Preparazione: Lavare le cozze accuratamente. Metterle in una pentola con foglie di prezzemolo e mezzo bicchiere di acqua. Cucinare con il coperchio per 5 minuti fino a quando i gusci si sono aperti. Mettere da parte il brodo. Estrarre i gusci e mantenere i frutti di mare puliti. Lavare i peperoni e tagliarli, togliere i semi e tagliarli a julienne. Preparare una purea con coriandolo, foglie di coriandolo e un po' d'acqua in un frullatore. Far bollire il grano, fave e piselli. Scaldare l'olio in un wok, aggiungere le cipolle, peperoni gialli e coriandolo in purea, saltare in padella e aggiungere il riso, mescolare fino a quando tutto è amalgamato. Aggiungere il brodo di cozze, verdure cotte e frutti di mare. Aggiungere sale e pepe per dare sapore. Cuocere tutto insieme con il fuoco basso e decorare con foglie di coriandolo prima di servire.

Valori nutrizionali: Energia 338 kcal, proteine 16,9 g, grassi totali 6,3 g, colesterolo 42,1 mg, carboidrati 49,2 g, 2,1 g di fibre e sodio 256 mg.

43.   Avocado riempito di tonno e insalata di lattuga (per 4 persone)

Ingredienti:

*   4 avocado

*   1 scatoletta di tonno al naturale

*   2 tazze di lattuga

*   Sale, olio e limone

Preparazione: Tagliare l'avocado a metà, sul lato lungo, togliere la buccia e riempire con tonno, servire con lattuga tagliata a julienne.

Valori nutrizionali: Energia 143 kcal, proteine 10,7 g, grassi totali 1,5 g, colesterolo 5,4 mg, 5,6 g di carboidrati, fibre 6,3 g e sodio 215 mg.

44. Lattuga con erbe e tagliatelle con pomodoro e basilico

Ingredienti:

- 1 lattuga

- 1 fascio di erba cipollina

- 1 cucchiaio di prezzemolo

- 1 cucchiaio di basilico

- 1 cucchiaio di origano

- 1 cucchiaio di olio d'oliva

- Sale e pepe

Preparazione: Tagliare le erbe e mescolarle con l'olio d'oliva. Condire la lattuga tagliata a julienne.

Valori nutrizionali: Energia 35 kcal, proteine 0,5 g di grassi totali, 1,6 g, colesterolo 0 mg, carboidrati 1,1 g, 0,6 g di fibre e sodio 213 mg.

Noodles (per 4 persone)

Ingredienti:

- 300 g di tagliatelle

Salsa:

- 1 tazza di salsa di pomodoro

- 1/2 kg di pomodori tagliati a quadratini

- 1 cipolla

- 2 cucchiai di olio d'oliva

- 10 foglie di basilico

- 50 g di olive nere

- Sale e pepe in grano

Preparazione: cuocere la pasta; lavarla in acqua fredda in modo che non si attacchi e mettere da parte. Per il condimento, tagliare la cipolla in piccoli pezzi, aggiungere l'olio e la salsa di pomodoro e cuocere per 5 minuti. Spegnere il fuoco e aggiungere i pomodori freschi, le foglie di basilico e le olive. Aggiungere sale e pepe per insaporire ed aggiungere la pasta sul piatto e mescolare con la salsa. Spostare nella padella in modo che le tagliatelle non si schiaccino e servire con un po' di pepe appena macinato.

Valori nutrizionali: Energia 404 kcal, proteine 12,2 g, grassi totali 9,8 g, colesterolo 0 mg, carboidrati 68,2 g, 8,1 g di fibre e sodio 332 mg.

45.   Mousse di avocado (per 8 persone)

Ingredienti:

- 4 avocado

- 1 limone

- 2 albumi

- 4 cucchiai di yogurt naturale

- 5 cucchiaini di gelatina in polvere

- 1 pomodoro per decorare

- 1 kg di fagiolini

- Sale e pepe

Preparazione: Sbucciare l'avocado e schiacciarlo, aggiungere il succo di limone e lo yogurt. Sbattere gli albumi a neve e metterli da parte. Incorporare la polvere di gelatina e mescolare con la crema di avocado, quindi mescolare con gli albumi. Ungere lo stampo con olio e coprire con carta trasparente, poi mettere uno strato di pomodori e coprire con la purea di avocado. Coprire con pellicola e mettere in frigo per 6 ore. Servire unito ai fagiolini bolliti.

Valori nutrizionali: Energia 262 kcal, proteine 10,3 g, grassi totali 18,9 g, colesterolo 1,8 mg, carboidrati 16,8 g, fibra 10,4 g, sodio 382 mg.

46. Frittelle ripiene di spinaci (per 10 persone)

Frittelle:

*   2 tazze di latte

*   2 uova

*   1 ½ tazze di farina

Ripieno:

*   1 pacco di spinaci

*   2 cucchiai di olio d'oliva

*   3 cucchiai di farina

*   1/2 litro di latte senza lattosio

*   Sale, pepe e noce moscata

Preparazione: Preparare le frittelle, unire e mescolare gli ingredienti, mettere il composto in strati sottili su una padella e friggere. La padella deve essere calda. Lavare le foglie di spinaci, e con quella stessa acqua metterle nel forno a microonde e cuocere per 1 minuto. Ora mettere immediatamente in acqua fredda per mantenere un bel colore. Tagliarle in strisce sottili o mescolarle con un frullatore e mettere da parte. Preparare la besciamella, mettere l'olio in una pentola e mescolare con la farina. Abbassare il fuoco, aggiungere un po' di latte e mescolare utilizzando un cucchiaio di legno. Accendere il fuoco e far bollire mentre si mescola costantemente per evitare la formazione di grumi. Integrare la salsa e gli spinaci e riempire le frittelle. Mettere da parte un po' di besciamella da versare sulle frittelle. È possibile girare il pancake o fare dei pacchettini, legati con erba cipollina.

Valori nutrizionali (per 2 unità): Energia 234 kcal, proteine 11,8 g, grassi totali 6,5 g, colesterolo 63,1 mg, carboidrati 32,5 g, 3,2 g di fibre e sodio 369 mg.

47. Insalata con cavolo, carote e arachidi (per 5 persone)

Ingredienti:

- 3 tazze di cavolo bianco

- 3 tazze di cavolo viola

- 3 carote

- 1/2 tazza di arachidi

- Sale, olio e limone

Preparazione: Tagliare il cavolo in stile julienne e lavare le carote; mescolare con arachidi e servire.

Valori nutrizionali: Energia 68 kcal, proteine 1,9 g, grassi totali 4,1 g, colesterolo 0 mg, carboidrati g 6, fibra di 2,3 g di sodio e 225,8 mg.

48.   Pollo con miele e riso con zucca (per 6 persone)

Ingredienti:

- 6 pezzi di pollo

- 6 cucchiai di miele di palma

- 1 cucchiaino di sale

- 1 cucchiaino di senape

- 1 cucchiaino di curry in polvere

Preparazione: Mettere tutti gli ingredienti, tranne il pollo, in una pentola. Scaldare e mescolare. Inserire i pezzi di pollo, lavati e senza pelle, in un'altra pentola e coprire con la salsa. Cuocere a 180° C per 1 ora, fino a quando il pollo è morbido e marrone.

Per il riso:

Ingredienti:

- 1 tazza di riso bianco

- 1 cipolla tagliata a quadratini

- 3 cucchiai di olio d'oliva

- ½ petto di pollo

- 2 cucchiai di zucca cotta e schiacciata

- 2 cucchiai di grano bollito

- 2 cucchiai di piselli lessati

- Origano fresco

- Sale e pepe

Preparazione: Scaldare l'olio in una pentola, aggiungere le cipolle e friggere in padella e mentre si stanno scurendo aggiungere il riso e la purea di zucca. Il riso deve essere bianco perché ha la consistenza ideale per questa ricetta. Aggiungere il brodo di pollo, per questo cucinare il petto di pollo senza pelle in poca acqua. Lasciare raffreddare e togliere il grasso, salare e pepare. Cuocere a fuoco basso per 15 minuti. Togliere dal fuoco e separare i chicchi con una forchetta. Aggiungere il mais e i piselli bolliti al riso e mescolare. Servire e cospargere di origano nel frattempo.

Valori nutrizionali (considerando pollo e riso): Energia 325 kcal, proteine 20,5 g di grassi totali, 7,8 g, colesterolo 77,6 mg, carboidrati 40,7 g, 1,3 g di fibre e sodio 359 mg.

49.   Carciofi ripieni con fagioli (per 4 persone)

Ingredienti:

- 4 carciofi

- 1/2 litro di yogurt naturale

- Coriandolo

- 4 tazze di fagioli

- Sale, olio d'oliva e limone

Preparazione: Cuocere i carciofi in acqua bollente per 30-40 minuti, separare il fondo dalle foglie, togliere la polpa dal cuore con un cucchiaio e mescolare con lo yogurt e coriandolo. Condire i fagioli con sale, olio e limone; poi metterli sul fondo dei carciofi e riempire con il resto e con la salsa.

Valori nutrizionali: Energia 69 kcal, proteine 5,1 g, grassi totali 3,3 g, colesterolo 0,3 mg, carboidrati 14,8 g, 10 g di fibre e sodio 239 mg.

50. Carne di manzo alla griglia con erbette (per 8 persone)

Ingredienti:

- 1 kg di carne di manzo (bistecca)

- 2 cucchiai di rosmarino fresco

- 2 cucchiai di timo fresco

- 2 foglie di alloro

- 1/2 cipolla viola

- 1 cucchiaio di scorza d'arancia

- 1 cucchiaio di sale marino

- 1 cucchiaio di pepe nero macinato

- 1/2 cucchiaio di noce moscata macinata

- 1 spicchio di aglio

- 2 cucchiai di olio d'oliva

- 8 patate

- Erba cipollina

Preparazione: Per prima cosa dobbiamo creare una crosta che copra la carne bovina. Per questo mescolare tutti gli ingredienti nel frullatore fino a raggiungere una consistenza cremosa, poi versare il composto sulla carne bovina e lasciar riposare per 6 ore. Pre-riscaldare il forno. Cuocere la carne per 30 minuti. Estrarre dal forno e lasciar raffreddare coperto per 10 minuti, tagliarla a fette grossolane e aggiungere il succo di cottura. Servire con patate ed erba cipollina bollite.

Valori nutrizionali: Energia 320 kcal, proteine 32,9 g, grassi totali 5.9, colesterolo 10,2 mg, carboidrati 32,7 g, fibra 2.2 g, sodio 398 mg.

51. Barbabietole e carota con involtini di tacchino e verdure (per 6 persone)

Per le barbabietole:

Ingredienti:

- 3 barbabietole

- 3 carote

- Sale, olio d'oliva e limone

Preparazione: Sbucciare le carote e le barbabietole, grigliarle, mescolare e condire a piacere.

Valori nutrizionali: Energia 36 kcal, proteine 1,3 g di grassi totali, 0,8 g, colesterolo 0 mg, carboidrati 5,8 g, 2,8 g di fibre e sodio 342,5 mg.

Per gli involtini di tacchino con verdure:

Ingredienti:

- 3/4 kg di pasta a cannelloni

- 200 g di petto di tacchino

- 1 carota

- 1 peperone verde

- 1 tazza di grano bollito

- 1 tazza di piselli

- 1 cipolla tagliata ad anelli

- Origano

- Sale e olio d'oliva

Preparazione: Tagliare il tacchino a cubetti e rosolare con un filo d'olio, condire con sale e origano. Aggiungere il peperone che è stato precedentemente tagliato in piccole fettine, il mais e i piselli bolliti, grattugiare le carote e aggiungere gli anelli di cipolla. Cuocere per 3 minuti e riempire i cannelloni con questa miscela.

Valori nutrizionali: Energia 349 kcal, proteine 19,2 g, grassi totali 2,7 g, il colesterolo 38 mg, carboidrati 59,2 g, 6,3 g di fibre e sodio 251,2 mg.

52.   Gazpacho (per 6-8 persone)

Ingredienti:

- 3/4 kg di pomodori rossi

- 1/2 cipolla

- 1 piccolo peperone verde

- 1 fetta di pane integrale

- 1 spicchio d'aglio

- 4 cucchiai di olio d'oliva

- 1/2 cucchiai di aceto di vino rosso

- 1 tazza di acqua fredda

- Sale e pepe

- Succo di limone

Per servire:

- 1 pomodoro

- 1 cetriolo

- 1 peperone

- 8 fette di pane tostato al forno

Preparazione: Sbucciare i pomodori, tagliarli a metà e togliere i semi. Sbucciare la cipolla e tagliarla in quadrati. Estrarre i semi e le venature del peperone verde. Tagliare l'aglio a metà e separare il cuore verde se ce n'è uno. Mettere tutto insieme nel frullatore, tranne sale e limone. Mescolare. Mettere il composto in una ciotola e aggiungere sale, pepe e limone. Lasciarlo raffreddare. Se è troppo denso aggiungere un po' di acqua fredda. Per servire preparare pomodoro, cetriolo e peperone: pelarli, togliere i semi e tagliarli in quadrati. Ora aggiungere a ogni piatto la miscela precedente.

Valori nutrizionali: Energia 156 kcal, proteine 3 g di grassi totali, 6,8 g, colesterolo 0 mg, carboidrati 19,4 g, 2,3 g di fibre e sodio 303,7 mg.

53. Pollo con carciofi e riso lis (per 6 persone)

Ingredienti:

- 6 pezzi di pollo

- 8 cuori di carciofo con foglie fresche all'interno

- 3 cucchiai di olio d'oliva

- 1 tazza di cipolla tagliata a quadratini

- 2 cucchiai di salsa di pomodoro

- 1/4 tazza di aceto di vino rosso

- 1 cucchiaino di zucchero

- 1/2 tazza di acqua

- 2 foglie di alloro

- 2 cucchiai di prezzemolo triturato

- Sale e pepe

- Succo di limone

Preparazione: Scaldare l'olio in una pentola. Aggiungere sale e pepe e i pezzi di pollo e soffriggere fino a quando non sono marroni da ogni lato, per 10 minuti. Estrarre e mettere da parte. In un'altra pentola soffriggere la cipolla fino a doratura. Aggiungere la salsa di pomodoro e condire con l'aceto, mescolare fino a quando evapora. Aggiungere lo zucchero, ½ tazza di acqua e alloro. Aggiungere i pezzi di pollo alla pentola e metterli sopra le verdure. Coprire e lasciar cuocere a fuoco basso per 30 minuti. Aggiungere i cuori di carciofo e mescolare lentamente. Servire il tutto in un piatto da portata e guarnire con prezzemolo.

Per il riso LIS (per 6 persone):

Ingredienti:

- 2 tazze di riso

- 2 ½ tazze di acqua

- Sale

- 1 cucchiaio di olio d'oliva

Preparazione: Lavare il riso e scolarlo. In una pentola scaldare l'olio e quindi aggiungere l'acqua e sale. Coprire la pentola e far bollire. Aggiungere il riso e coprire, far cuocere per 15 minuti. Separare i grani con una forchetta prima di servire.

Valori nutrizionali (pollo con riso): Energia 435 kcal, proteine 26 g, grassi totali 13,3 g, colesterolo 59,3 mg, carboidrati 54,9 g, fibra 14,8 g, sodio 319 mg.

54. Pesce messicano (per 4 persone)

Ingredienti:

- 2 grandi pomodori

- 1 cipolla

- 1 cucchiaio di salsa di pomodoro

- 1 cucchiaio di cumino

- 1/2 cucchiaino di coriandolo

- Peperoncino a piacere

- 1/4 cucchiai di pepe macinato

- 1 cucchiaio di succo di limone

- 2 cucchiai di olio d'oliva

- 4 filetti di pesce

- 1/2 tazza di formaggio grattugiato

Preparazione: Tagliare cipolla e coriandolo. Pelare i pomodori, togliere i semi e tagliarli a quadratini. Scaldare il forno a fuoco medio. Versare l'olio d'oliva sopra la teglia. Mescolare in una ciotola i pomodori, la cipolla, la salsa di pomodoro, cumino, coriandolo e peperoncino. In un'altra ciotola unire pepe, succo di limone e olio d'oliva. Mettere i filetti di pesce sulla teglia. Versare la salsa di limone sopra ogni filetto e coprire con il composto di pomodoro. Versare il formaggio grattugiato sulla parte superiore e lasciar cuocere per 15 minuti.

Purea di patate con basilico

Ingredienti:

- 1 pacco di basilico

- ½ bicchiere di olio d'oliva

- 1 cucchiaino di senape

- 1/2 kg o patate

- 1/4 di cipolla viola tagliato in piazze

- 2 pomodori su strisce per decorare

- Sale e pepe

Preparazione: Cuocere le patate e fare una purea. In acqua bollente mettere le foglie di basilico per un attimo e farle raffreddare in acqua fredda. In un frullatore mescolare le foglie di basilico, olio d'oliva, senape, sale e pepe e cipolla. Aggiungere il composto alla purea e utilizzare un mixer elettrico per terminare.

Valori nutrizionali (pesce e purea): Energia 424 kcal, proteine 36,6 g, grassi totali 14 g, il colesterolo 136 mg, carboidrati 40,9 g, fibre 5,8 g e sodio 385 mg.

55.   Pollo con arancia e riso verde (per 6 persone)

Ingredienti:

- 1 pollo intero

- 6 foglie di alloro

- 6 arance

- 3 cucchiai di olio d'oliva

- Sale e pepe

Preparazione: Condire il pollo con sale e pepe. Metterlo in una teglia e coprire con le foglie di alloro. Bagnare il pollo con il succo d'arancia e l'olio. Cuocere in forno caldo per 45 minuti, di volta in volta versare il succo sul pollo con una tazza. Dopo averlo cotto lasciar raffreddare e tagliarlo a pezzi.

Riso verde:

Ingredienti:

- 2 tazze di riso

- 3 tazze di acqua

- 1 tazza di coriandolo

- 1/4 tazza di sedano

- 1/4 tazza di peperoncino

- 30 g di olio di oliva

- Sale

Preparazione: In una pentola, scaldare l'olio e friggere il riso. Una volta che il riso è marrone, aggiungere il sale e poi l'acqua. Aggiungere il coriandolo, sedano e peperoncino senza semi e macinato. Mescolare immediatamente in modo che il sapore penetri nel riso. Lasciar bollire. Coprire e cuocere per 20 minuti a fuoco basso.

Valori nutrizionali (pollo e riso): Energia 524 kcal, proteine 34 g, grassi totali 15 g, colesterolo 136 mg, carboidrati 40 g, fibre 5,8 g e sodio 385 mg.

56.   Spinaci e coriandolo

Ingredienti:

- 1 kg di patate

- 1 pacco di coriandolo

- 1 pacco di spinaci

- 1 ½ avocado

- 2 scatolette di tonno in acqua

- Sale e pepe

- Zenzero in polvere

- 5 cucchiai di olio d'oliva

- Foglio di alluminio

- Peperone rosso tagliato a julienne per decorare

Maionese di patate:

Ingredienti:

- 2 patate

- 1 carota

- 1/2 tazza di latte

- 1/2 bicchiere di olio d'oliva

- Sale

Preparazione: Asciugare le foglie di coriandolo e mescolare nel frullatore con l'olio d'oliva e foglie di spinaci bolliti. Mettere da parte. Lessare le patate in acqua fredda con sale, una volta cotte e calde, schiacciarle e aggiungere olio, spinaci e coriandolo. Aggiungere sale e pepe. Tagliare l'avocado a fette sul lato lungo e condire con sale, pepe e succo di limone. Preparare la maionese di patate. Cuocere le patate e le carote; mescolare con il latte, olio e sale nel frullatore. Usare una teglia di 10x35 cm con un foglio di alluminio e versare l'olio su di esso. Ora costruire uno strato di 3 cm di patate, spinaci e coriandolo, e quindi aggiungere uno strato di maionese di patate. Seguire con uno strato di avocado e un'altra di maionese. Per finire aggiungere uno strato di tonno e poi quello finale di maionese. Per servire decorare con avocado, tonno e peperoncino.

Valori nutrizionali: Energia 235 kcal, proteine 11 g, grassi totali 8,8 g, colesterolo 17,1 mg, carboidrati 30,3 g, 6,2 g di fibre e sodio 323 mg.

57. Ceviche di funghi e carciofi (per 4 persone)

Ingredienti:

- 300 g di funghi

- 3 cuori di grandi carciofi

- 1/2 cucchiaino di pepe macinato

- 2 peperoncini tagliati a julienne

- 1/2 cucchiaio di prezzemolo

- 1/2 cucchiaino di coriandolo

- 2 cucchiai di olio d'oliva

- 1/2 cipolla viola

- Succo di limone

- Foglie di lattuga per decorare

Preparazione: Pulire e lavare i cuori di carciofo. Metterli con acqua e sale in una pentola, aggiungere un po' di succo di limone e far bollire fino a quando i carciofi sono morbidi. Scolare, far raffreddare e tagliarli a strisce. Pulire i funghi con carta assorbente e tagliarli a striscioline. Mettere i funghi e il carciofo insieme. Condire con sale, pepe, peperoncino, coriandolo e prezzemolo. Mescolare veramente bene. Aggiungere il succo di limone, olio d'oliva e cipolle. Impiattare e servire.

Valori nutrizionali: Energia 85,3 kcal, proteine 3,6 g, grassi totali 3,4 g, colesterolo 0 mg, carboidrati 13,2 g, 6,6 g di fibre e sodio 281 mg.

58. Aarrosto di manzo con salsa di verdure (per 6 persone)

Ingredienti:

- 1 kg di carne di manzo senza grassi (bistecca)

- 1 cipolla tagliata a quadratini

- 2 carote tagliate a quadratini

- 1 spicchio d'aglio

- Brodo di pollo

- Sale, pepe e foglie di alloro

- 1 cucchiaio di maizena

Preparazione: Soffriggere cipolle, aglio e carote in una pentola fino a quando non sono marroni. Grigliare la carne fino a quando è marrone da ogni parte. Mettere la carne nella pentola e le verdure su di essa. Condire con sale, pepe e alloro. Aggiungere il brodo di pollo fino a coprire la metà della carne di manzo. Coprire e far cuocere per un'ora. Estrarre la carne e mescolare le verdure nel frullatore. Se la miscela è troppo liquida aggiungere l'amido di mais per aggiungere consistenza. Tagliare la carne a fette e servire con la salsa di verdure. Per un consommé di verdure mettere in una pentola sedano, carote, cipolla e pepe; coprire con acqua, condire con sale e pepe e far bollire fino a quando le verdure sono cotte, e poi scolarle.

Valori nutrizionali: Energia 164 kcal, proteine 23,4 g di grassi totali, 4,15 g, il colesterolo 68 mg, carboidrati 5,92 mg, fibre 0,7 g e sodio 281 mg.

CENA

Come parte della sezione CENA ho inserito zuppe, insalate e altri cibi leggeri. Ricorda che ogni pasto dopo il tramonto deve essere consumato 4 ore prima di dormire. Considera che il tuo sistema digestivo deve riposare a un certo punto e mangiando cibo leggero per cena ti permetterà di tenere i reni a riposo. Le minestre hanno la caratteristica fondamentale di mantenere tutte le sostanze nutritive importanti degli ingredienti nel piatto e li rende facili da digerire. In questa sezione ho incluso pesce, frutti di mare, pollo e verdure come parte della dieta. Tutti questi sono alimenti non trasformati che sono facili da digerire e apportano proteine, carboidrati naturali e fosforo necessari per avere una vita normale.

59.   Pollo con crescione e avocado (per 6 persone)

Ingredienti:

- 1 petto di pollo bollito

- 2 cucchiai di succo di limone

- Sale e pepe

- 3 cucchiai di olio d'oliva

- 2 tazze di lattuga viola

- 2 tazze di lattuga verde

- 2 tazze di crescione

- 1 cipolla a julienne

- 1/2 avocado tagliato a dadini

- 3 uova tagliate a metà

Preparazione: Tagliare il pollo in piccoli pezzi. In una ciotola mescolare succo di limone, sale e pepe, e aggiungere un po' di olio d'oliva continuando a mescolare. Controllare il sale e mettere da parte. In una pentola mettere l'insalata di lattuga, crescione, cipolla, avocado e pollo. Versare il condimento e mescolare. Aggiungere l'uovo sulla parte superiore e lasciar riposare l'impasto per 15 minuti. Poi servire.

Valori nutrizionali: Energia 164 kcal, proteine 13,8 g, grassi totali 11 g, colesterolo 64,3 mg, carboidrati 3,1 g, 2,5 g di fibre e sodio 252 mg.

60. Brodo di pollo alla creola

Ingredienti:

- 2 petti di pollo cotto

- 2 fette di pane

- 2 tazze di latte senza lattosio

- 1 tazza di cipolla tagliata a quadratini

- 1 ½ tazza di brodo di pollo

- 1 cucchiaio di peperoncino

- 1 albume d'uovo

- Sale e pepe

- 2 uova bollite e prezzemolo per decorare

Preparazione: Mettere il pane in una ciotola con il latte e lasciare in ammollo per 15 minuti. Mescolare nel frullatore. Tagliare il pollo a fette sottili. In una pentola, rosolare le cipolle con un po' di brodo di pollo. Una volta dorate, aggiungere il peperoncino, consommé, pane, sale e pepe. Lasciar cuocere per 5 minuti, aggiungere il pollo. Mettere in una teglia. Aggiungere l'albume e infornare per 10 minuti. Decorare con le uova sode e il prezzemolo. Aggiungere insalata per servire.

Valori nutrizionali: Energia 191 kcal, proteine 23,4 g, grassi totali 4.9, colesterolo 99 mg, carboidrati 12,4 g, 1 g di fibre e sodio 386 mg.

61. Zuppa di zucca italiana (per 6 persone)

Ingredienti:

- 1 litro di brodo di pollo

- 3 zucche italiane con la buccia

Preparazione: In una pentola da forno, far bollire il brodo di pollo. Lavare la zucca, separare le parti dure e tagliare il resto in grandi fette con la buccia. Cuocere la zucca nel brodo per 10 minuti. Mescolare in un frullatore. Servire caldo. Attenzione che si deve mescolare solo con un cucchiaio di legno.

Valori nutrizionali: Energia 30 kcal, proteine 1,6 g, grassi totali 2 g, colesterolo 26,3 mg, carboidrati 2,1 g, 1 g di fibre e sodio 241 mg.

62.   Insalata orientale (per 8 persone)

Ingredienti:

- 2 tazze di pollo bollito a dadini

- 4 tazze di lattuga

- 2 tazze di gamberetti bolliti in cubetti

- 1 carota

- 4 erba cipollina

- 1 cucchiaio di semi di sesamo

Condimento:

- 6 cucchiai di olio d'oliva

- 5 cucchiai di aceto bianco

- 1 cucchiaio di zucchero

- 1/2 cucchiaio di succo di limone

- 1/2 cucchiaino di zenzero in polvere

- 1/2 cucchiaio di sale

Preparazione: Mettere tutte le verdure in una ciotola. In una padella mettere il pollo e i gamberetti e soffriggere. Aggiungere alle verdure e mescolare. Versare il condimento prima di servire.

Valori nutrizionali: Energia 153 kcal, proteine 5,5 g, grassi totali 2,9 g, colesterolo 95,2 mg, carboidrati 23,7 g, 0,6 g di fibre e sodio 80,2 mg.

63. Insalata California e schnitzel di pollo (per 6 persone)

Ingredienti:

- 1 lattuga tagliata a strisce

- 4 tazze di spinaci bolliti

- 2 carote grattugiate

- 1 tazza di pomodori tagliati a quadretti

- 1 costa di sedano

- 1/2 tazza di uvetta

- 1/2 tazza di mandorle tostate

- 2 cucchiai di semi di sesamo

Condimento:

- 3 cucchiai di olio d'oliva

- 2 cucchiai di aceto

- 2 cucchiai di miele di palma

- Succo d'arancia

- Sale e pepe macinato

Cotoletta di pollo:

- 600 g di filetto di pollo

- Sale e origano

Preparazione: Mettere insieme tutte le verdure. Mescolare gli ingredienti del condimento. Servire in piatti individuali. Grigliare la schnitzel di pollo con un filo d'olio e condire con sale e pepe.

Valori nutrizionali (insalata e pollo): Energia 233 kcal, proteine 6 g, grassi totali 36,9 g, colesterolo 86,9 mg, carboidrati 7,7 g, 2,5 g di fibre e sodio 319 mg.

64.   Filetto di tacchino con pomodoro e le patate (per 8 persone)

Ingredienti:

- 1 kg di coscia di tacchino

- 1 cucchiaio di chiodi di garofano macinato

- 1 cucchiaio di pepe macinato nero

- 1 tazza di brodo di pollo

- 1 tazza di pomodori tagliati e mescolati nel frullatore

- 1 tazza di acqua

- Sale

- 8 patate medie

Preparazione: Mescolare in una pentola chiodi di garofano, pepe e consommé di pollo. Versare il tacchino in questo condimento e lasciar riposare in frigo per 2 ore. Tagliare il tacchino in filetti e grigliarlo in una pentola. Aggiungere il pomodoro frullato, acqua e sale. Far bollire fino a quando il tacchino è morbido e la salsa densa. Servire con una patata a porzione.

Valori nutrizionali: Energia 296 kcal, proteine 29,3 g, grassi totali 5,3 g, colesterolo 48,6 mg, carboidrati 29,6 g, 2,5 g di fibre e sodio 302 mg.

65.   Zuppa di pomodoro e patate (per 8 persone)

Ingredienti:

* 2 cucchiai di olio d'oliva

* 1 grossa cipolla

* 4 pomodori di medie dimensioni

* 2 patate medie

* 2 cucchiai di erba cipollina

* 1 cucchiaio di salsa di pomodoro

* 1 litro di brodo di pollo

* 1 cucchiaio di limone grattugiato

* 1/2 cucchiaio di timo

* 1 foglia di alloro

* Pepe

* Timo per decorare

Preparazione: Sbucciare patate, cipolle e pomodori con l'erba cipollina. Scaldare l'olio in una pentola e soffriggere la cipolla fino a quando è morbida. Aggiungere pomodori, patate, erba cipollina, salsa di pomodoro, limone grattugiato, timo, alloro e consommé di pollo. Lasciar bollire senza coperchio per 20 minuti. Togliere dal fuoco e buttare la foglia di alloro. Far riposare. Mettere la zuppa nel frullatore e mescolare fino ad ottenere un aspetto cremoso. Mettere di nuovo nel piatto, condire con sale e pepe. Servire con timo.

Valori nutrizionali: Energia 265 kcal, proteine 9,4 g, grassi totali 7,2 g, colesterolo 27,6 mg, carboidrati 48 g, 7,8 g di fibre e sodio 153 mg.

66.   Pomodori ripieni con tonno

Ingredienti:

- 6 pomodori

- 2 tazze di grano bollito

- 1/2 tazza di cipolla tagliata a quadratini

- 1/2 bicchiere di olio d'oliva

- 1 scatoletta di tonno

- Prezzemolo

- Sale e pepe

- Lattuga

Preparazione: Lavare i pomodori e togliere la parte superiore, fare un buco e scavare la polpa con un cucchiaio. Togliere i semi e tagliarli in piccoli cubetti. Mescolare in una ciotola tonno, mais, prezzemolo, olio d'oliva, pomodoro e cipolle bollite. Condire con sale e pepe. Riempire i fori dei pomodori con il composto e decorare la parte superiore con prezzemolo. Servire su foglie di lattuga.

Valori nutrizionali: Energia 141 kcal, proteine 9,5 g, grassi totali 4,8 g, colesterolo 3,5 mg, carboidrati 18,3 g, 4,6 g di fibre e sodio 287 mg.

67.   Paella con verdure

Ingredienti:

* 2 tazze di riso

* 1 melanzana a cubetti

* 5 pomodori tagliati e pelati

* 1 cipolla tagliata a metà

* 1 peperone giallo tagliato a strisce

* 1 peperone rosso tagliato a strisce

* 2 cucchiai di pepe macinato

* Sale

* 6 cucchiai di olio d'oliva

* 1 spicchio d'aglio

* 3 tazze di brodo di pollo

* Pepe nero

* 1 bustina di zafferano

* 1 tazza di funghi

* 1 tazza di fagioli

- 2 tazze di ceci cotti

Preparazione: Sciogliere lo zafferano in 3 cucchiai di brodo vegetale. Mettere le melanzane in acqua con il sale per 30 minuti e poi mescolare. In una grande padella scaldare l'olio e soffriggere la cipolla, l'aglio, il peperone e le melanzane per 5 minuti. Mescolare spesso. Versare il pepe macinato e mescolare di nuovo. Aggiungere il riso, il consommé, pomodori e zafferano, rimestare. Coprire e far bollire. Una volta che è bollente ridurre il fuoco e far cuocere per altri 15 minuti. Aggiungere funghi, fagioli e ceci. Far bollire per altri 10 minuti. Servire caldo. Per fare il brodo di verdure mettere in una pentola le carote, il sedano e il peperone. Coprire con acqua, salare e far bollire coperto per 20 minuti.

Valori nutrizionali: Energia 367 kcal, proteine 11,1 g, grassi totali 9,6 g, colesterolo 0 mg, carboidrati 61,6 g, 8,9 g di fibre e sodio 364 mg.

ALTRI TITOLI DELL'AUTORE

70 Ricette efficaci per prevenire e risolvere i tuoi problemi di sovrappeso: brucia calorie velocemente utilizzando una dieta corretta e un'alimentazione intelligente

Di
Joe Correa CSN

48 Ricette per eliminare l'acne: Il percorso veloce e naturale per eliminare i tuoi problemi di acne in 10 giorni o meno!

Di
Joe Correa CSN

41 Ricette per la prevenzione dell'Alzheimer: riduci il rischio di sviluppare l'Alzheimer in modo naturale!

Di
Joe Correa CSN

70 Ricette efficaci contro il tumore alla mammella: previeni e combatti il cancro al seno con una nutrizione intelligente e gli alimenti corretti

Di
Joe Correa CSN

www.ingramcontent.com/pod-product-compliance
Lightning Source LLC
Chambersburg PA
CBHW051028030426
42336CB00015B/2767